DE LA

DÉVIATION GAUCHE

OBSERVÉE DANS LES URINES

AU POLARIMÈTRE LAURENT

SES CAUSES. — SES VARIATIONS DANS LES URINES NORMALES
ET PATHOLOGIQUES, EN PARTICULIER CHEZ LES MALADES
SOUMIS AU TRAITEMENT DE VICHY. — CONCLUSIONS

PAR

Th. ROMAN et E. EVESQUE

Pharmaciens-Majors.

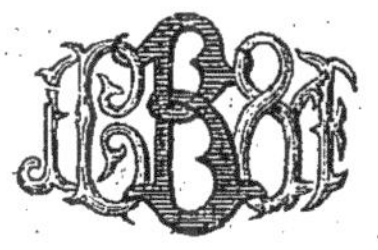

PARIS

LIBRAIRIE J.-B. BAILLIÈRE ET FILS

19, RUE HAUTEFEUILLE, 19

—

1893

[illegible]

DE LA

DÉVIATION GAUCHE

OBSERVÉE DANS LES URINES

AU POLARIMÈTRE LAURENT

SES CAUSES. — SES VARIATIONS DANS LES URINES NORMALES
ET PATHOLOGIQUES, EN PARTICULIER CHEZ LES MALADES
SOUMIS AU TRAITEMENT DE VICHY. — CONCLUSIONS

PAR

Th. ROMAN et E. EVESQUE

Pharmaciens-Majors.

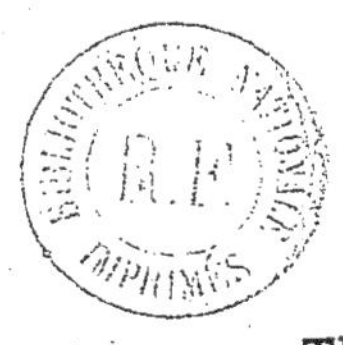

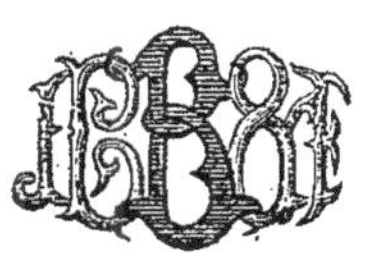

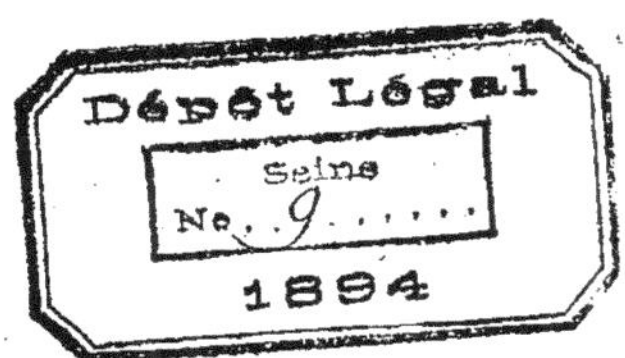

PARIS

LIBRAIRIE J.-B. BAILLIÈRE ET FILS

19, RUE HAUTEFEUILLE, 19

—

1893

DE LA

DÉVIATION GAUCHE

OBSERVÉE DANS LES URINES

AU POLARIMÈTRE LAURENT

SES CAUSES. — SES VARIATIONS DANS LES URINES NORMALES
ET PATHOLOGIQUES, EN PARTICULIER CHEZ LES MALADES
SOUMIS AU TRAITEMENT DE VICHY. — CONCLUSIONS

Origine du travail. — Historique.

On sait que le sucre de diabète ou dextrose dévie à droite le plan de la lumière polarisée et que la mesure de l'angle de déviation est la base d'une méthode de dosage rapide qui donne des résultats tout à fait comparables.

Pourtant on observe qu'en menant parallèlement la méthode optique et la méthode chimique, cette dernière donne toujours des résultats plus forts et, d'autre part, il a été constaté depuis quelque temps, par plusieurs chimistes et en particulier à l'hôpital militaire thermal de Vichy depuis 1888 : que les urines normales ne donnant aucune réaction avec la liqueur de Fehling, déviaient sensiblement et d'une manière variable vers la gauche le plan de polarisation.

Voici le relevé de 50 observations faites à l'hôpital militaire de Vichy pendant l'année 1888, dans lesquelles on a constaté une déviation gauche variant de 1 à 9 dixièmes de degré saccharimétrique pour 49 cas ; une seule fois la déviation a été nulle et la présence du sucre s'est alors manifestée aux réactifs.

Date Année 1888	Nos du registre d'analyses	Densité	Urée p. 1000 cc.	Déviation gauche	Date Année 1888	Nos du registre d'analyses	Densité	Urée p. 1000 cc.	Déviation gauche
Juin 2	103	1027	»	0°,8	Août 13	369	1026,5	»	0°,5
— 7	144	1035	»	0°,9	— 14	372	1021	»	0°,6
— 9	154	1021,5	»	0°,3	— 14	373	1021,5	29 »	0°,5
— 13	164	1016,5	»	0°,2	— 15	374	1022	»	0°,3
— 13	165	1011	»	0°,2	— 15	376	1024,5	»	0°,5
— 21	188	1015,5	»	0°,5	— 19	386	1026,5	α	0°,2
— 21	192	1018	18 »	0°,5	— 19	388	1012	»	0°,6
Juill. 3	235	1019	»	0°,3	— 25	404	1024	»	0°,6
— 3	236	1014,5	»	0°,2 à 0°,3	— 25	405	1016,5	»	0°,5
— 7	246	1018,5	20,8	0,2	— 25	410	1017	»	0°,2
— 11	263	1015,5	»	0°,25	Sept. 3	445	1024	»	0°,2
— 12	264	1021	»	0°,2 fort	— 6	456	1015,7	»	0°,2
— 14	270	1012,5	»	0°,2	— 6	457	1022,2	»	0°,5
— 14	272	1018,5	»	0°,1	— 10	461	1023,8	»	0°,4
— 15	273	1013	»	0°,15	— 10	462	1015,8	»	0°,3
— 16	276	1029,5	»	0°,2	— 14	472	1019,5	»	0°,4
— 22	293	1021	»	0°,2	— 15	478	1017,3	»	0°,4
— 23	295	1031	»	0°,5	— 18	486	1017,9	»	0°,5
— 30	314	1020,2	»	0°,2	— 18	488	1013	»	0°,3
— 31	318	1027,3	»	0°,3	— 19	491	1025,5	»	0°,5
— 31	320	1013	»	0°,3	— 23	496	1023,8	»	0°,3
Août 1er	321	1024,5	»	0°,2	— 23	497	1014,5	»	0°,2
— 4	341	1024,5	»	0°,3	— 23	499	1016,5	»	0°,2
— 5	346	1026	»	0°,4	— 23	500	1018,5	»	0°,5
— 10	360	1030,5	»	0°,3	— 26	506	1021,3	»	0°, prés. aux réac.

Il nous a paru dès lors utile de chercher à fixer numériquement la valeur de cette déviation afin de permettre de corriger dans l'analyse optique une erreur qui peut atteindre de notables proportions et en même temps d'en connaître les causes, ou tout au moins les conditions dans lesquelles elle se produit, afin de pouvoir établir ainsi une nouvelle indication clinique dont l'importance pourrait être considérable.

Les opinions diverses émises sur la matière peuvent se résumer dans l'article du Dr P. Carles paru en 1890 dans le *Journal de pharmacie et de chimie*. L'auteur admet que le pouvoir lévogyre est en général proportionnel à la quantité de matières extractives, à l'intensité de la couleur et de l'odeur, au poids de l'urée, à l'élévation de la densité, à la créatinine, etc.

C'est dans cet ordre d'idées que nous avons débuté dans nos recherches ; hâtons-nous de dire que les résultats n'ont pas été concluants et que c'est dans le groupement méthodique de nos nombreuses observations que nous pensons avoir trouvé la solution désirée.

Technique des opérations.

Ces observations, pour être probantes et à l'abri de toute critique, devaient être faites dans des conditions tout à fait spéciales qui réduisent à leur minimum toutes chances possibles d'erreur.

Nous avons donc adopté une technique particulière avec laquelle nous pouvons, d'après nos essais comparatifs, répondre d'une approximation au moins égale à un demi-dixième de degré saccharimétrique.

Nous n'entrerons pas ici dans les détails de construction du polarimètre Laurent qui a servi à nos observations ; ceci sortant du cadre de notre travail, c'est le mode opératoire seul que nous allons décrire.

Nous procédons tout d'abord, dans la chambre obscure, à la vérification du zéro. Pour cela nous commençons par mettre l'oculaire au point, puis, faisant coïncider les deux zéros et sans qu'il soit nécessaire d'interposer un tube rempli d'eau distillée, nous observons à lumière éteinte et les deux yeux ouverts ; c'est grâce à un écran que nous manions de la main gauche jusqu'à ce qu'il soit placé environ à la distance de la vision distincte, que nous arrivons facilement à ce dernier résultat. Lorsque l'égalité de teinte des deux demi-cercles paraît obtenue en faisant tourner, s'il y a lieu, dans un sens ou dans un autre, le bouton de réglage, nous modifions légèrement l'éclairage et faisons varier le point en tirant ou repoussant le tube oculaire, ce qui nous permet, sans retirer l'œil de la lunette et sans nous livrer à un travail d'accommodation fatiguant, de saisir la moindre différence et partant de parfaire complètement le réglage du zéro de l'appareil. En déplaçant l'alidade au moyen de son bouton, on recherche de nouveau l'égalité de tons et cette opération doit faire retrouver le zéro du vernier en coïncidence avec celui de la division.

Le zéro étant ainsi réglé et vérifié par l'opérateur seul, nous interposons sur le trajet des rayons lumineux un tube contenant l'urine déféquée par le sous-acétate de plomb et nous recommençons la même opération, en tournant le bouton de l'alidade jusqu'à ce que les deux parties du cercle soient d'un gris jaunâtre sombre et bien égaux en intensité.

Toutes nos observations ont été faites avec des tubes garnis en verre à l'intérieur, qui donnent une clarté bien plus intense que ceux en cuivre étamé, et répétées par chacun de nous ; dans les rares occasions où une légère différence, qui alors était toujours très faible, s'est manifestée, c'est la moyenne qui a été adoptée.

Exposé des observations. — Groupement.

Nos observations ont porté sur les urines d'individus placés dans des conditions absolument différentes, âge, sexe, état de santé, d'entraînement, de maladie, etc. ; afin de faire ressortir plus nettement les conclusions que nous poserons en terminant, nous avons groupé nos observations en 4 séries de la façon suivante :

La Ire série comprend l'examen des urines de sujets sains, non soumis au traitement de Vichy, par émissions et par vingt-quatre heures ; elle comporte également l'observation de quelques urines de femmes et d'enfants ainsi que d'un cas très curieux de boulimie qui viendra à l'appui de nos conclusions.

La IIe série réunit les analyses d'urines d'individus bien portants ou du moins sans état pathologique déterminé, faisant ou non usage des eaux de Vichy.

Cette série jointe à la première nous permettra d'établir

la déviation gauche moyenne normale.

La IIIe série comprend l'examen de l'urine d'individus atteints de diabète intermittent, soumis au traitement de Vichy. Nous placerons ici l'observation d'une urine sucrée dans laquelle nous avons détruit le sucre par fermentation et nous établirons

la déviation gauche moyenne des diabétiques.

La IVe série comporte l'analyse des urines de sujets atteints de cachexie paludéenne, d'où nous tirerons une indication clinique fort importante.

Iʳᵉ SÉRIE (*tableau 1*).

Urines de sujets sains ne suivant pas de traitement par l'eau de Vichy (hommes).

Date 1893	N°	Désignation	Emissions	Volume	Couleur	Densité	Réaction	Urée q. p. 1000	Déviation
24 mai	1	M *** 30 ans Constitution robuste. (Hôtel)	de 11 h. à 7 h.	390	Jaune	1021	Fort acide	14,50	— 0°,40
			de 7 h. à 10h.	125	clair	1026,7	Id.	17,10	— 0°,30
			de 10h. à 12 h.30	115 ⎱1455	limpide	1030	Id.	15,80	— 0°,30
			de 12 h.30 à 4 h.30	155		10317	Id.	21,58	— 0°,40
			de 4 h.30 à 6 h.30	220		10235	Id.	19,20	— 0°,25
			de 6 h.30 à 11 h.	450		10195	Id.	13,70	— 0°,40
25 —	1 *bis*	Id.	en 24 h.	1350		10217	Id.	12,40	— 0°,40
29 —	2	B *** 24 ans Tempérament nerveux, délicat. (Ordinaire de la caserne).	de 10 h. à 1 h.30	220	Jaune	1023	Fort acide	12,70	— 0°,20
			de 1 h.30 à 3 h.15	325	pâle	1012	Acide faible	7	— 0°,10
			de 3 h.15 à 5 h.20	375 ⎱2540	limpide	1010	Acide tr. faible	7,50	— 0°,10
			de 5 h.20 à 7 h.30	295		1017,3	Acide faible	9,80	— 0°,25
			de 7 h.30 à 10 h.	340		1012,3	Fort acide	8,03	— 0°,30
			de 10 h. à 5 h.30	710		1017	Id.	13	— 0°,25
			de 5 h.30 à 10 h.	275		1021,7	Acide	12,7	— 0°,25
30 —	2 *bis*	Id.	en 24 h.	2700		1012,5	Acide faible	5,17	— 0°,20
9 juin	3	C *** 23 ans Tempérament sanguin (Ordinaire).	de 8 h.30 à 1 h.05	600	J. pâle	1009,9	Fort acide	7,20	— 0°,20
			de 1 h. à 6 h.	280	J. ambr.	1021,9	Id.	7,90	— 0°,20
			de 6 h. à 10 h.	400 ⎱700	J. pâle.	1005,9	Id.	4,50	— 0
			de 10 h. à 6 h.	300	J. orange	1024,9	Id.	18,50	— 0°,40
			de 6 h. à 8 h.30	120	J. ambr.	1023,4	Id.	23,30	— 0°,25
10 —	3 *bis*	Id.	en 24 h.	1520	J. ambr.	1019	Id.	19,50	— 0°,20
26 —	4	C *** 29 ans Tempérament nervoso-bilieux (Cantine)	de 11 h. à 2 h.30	120	J. ambr.	1029,9	Lég. alcaline.	26,30	— 0°,70
			de 2 h.30 à 9 h.30	680 ⎱2200	Id.	1016	Acide	12,50	— 0°,20
			de 9 h.30 à 5 h.30	1000	J. clair	1009,4	Acide faible	5,79	— 0°,20
			de 5 h.30 à 11 h.	400	J. roug.	1018,9	Acide	12,30	— 0°,25
27 —	4 *bis*	Id.	en 24 h.	1200	Id.	1021,9	—	19,50	— 0°,50
21 juil.	5	M *** 27 ans Tempérament nerveux soumis à un régime d'entraînement.	de 6 h. à 10 h.	150	J. ambr.	1028	Forte acide	31.60	— 0° 05
			de 10 h. à 4 h.15	220 ⎱910	Id.	1034	Id.	25,80	— 0°,65
			de 4 h.45 à 6 h.	540	Id.	1031	Id.	23,30	— 0°,35
29 —	5 *bis*	Id.	en 24 h.	940	Id.	1030	Id.	28,60	— 0°,65

Critique du tableau 1 de la Ire série.— Les cinq sujets choisis par nous pour les observations ci-dessus étaient de constitutions absolument différentes, leur mode d'alimentation tout à fait variable, mais tous dans l'état de santé parfaite.

Il est facile d'en tirer les conclusions suivantes : le mode d'alimentation, le genre de vie, l'heure de l'émission n'influent pas sensiblement sur la déviation gauche pas plus que la quantité d'urée ni l'augmentation de la densité.

A noter cependant une déviation assez élevée — 0°70 chez le numéro 4 quand son urine présentait une réaction alcaline et, d'autre part, une déviation très faible — 0°05 chez le numéro 5 après une course d'entraînement faite pendant la nuit, tandis que dans la journée la déviation gauche s'élevait à — 0°65 mais avec un faible volume d'urine.

En résumé sur le volume des vingt-quatre heures rapporté à la normale pour chaque individu, la déviation gauche est sensiblement la même.

Ire SÉRIE (tableau 2).

(Homme très grand mangeur.)

Date 1893	N° du registre	Désignation	Vol. en 24 h.	Couleur	Densité	Réaction	Urée p. 1000	Déviation
			cc.					
2 Sept.	2721	M., 23 ans,	1700	j. orange	1020	t. acide	18,40	— 0°,35
3 —	2733	Tempérament	900	id.	1023	acide faible	20,70	— 0°,50
4 —	2737	sanguin,	800	j. ambré	1019	t. acide	18,20	— 0°,40
5 —	2745	nourri à satu-	1000	j. orange	1030	t. acide	29, »	— 0°,45
6 —	2747	ration.	800	id.	1033	acide	34,70	— 0°,55
7 —	2749		1000	id.	1028	id.	31,50	— 0°,50
8 —	2751		850	j. ambré	1029	id.	28,70	— 0°,50

Critique du tableau 2 de la Ire série. — L'individu que nous avons choisi pour faire le sujet du tableau ci-dessus est un homme de 23 ans d'une excellente constitution, pourvu d'un appétit extraordinaire.

Nous l'avons fait nourrir jusqu'à satisfaction de son appétit sans pourtant introduire dans son alimentation des mets pouvant flatter le goût ; il a absorbé ainsi par jour environ les rations de cinq à six hommes avec un litre de vin pour boisson.

Il est facile de se rendre compte que malgré l'augmentation notable de la quantité d'urée et l'élévation de la densité dans l'urine du sujet, la déviation gauche ne s'est pas sensiblement modifiée.

1ʳᵉ Série (*tableau* 3).

(*Femmes et enfants*).

	Date 1893	Nº du registre	Désignation	Vol. en 24 h.	Couleur	Densité	Réaction	Urée p. 1000	Déviation
				cc.					
Urines de femmes suivant ou non le traitement de Vichy	14 juin	2183	Mᵉ S..., dysp..	»	j. roug.	1032	f. acide	31,48	— 0°,60
	16 —	2192	Mᵉ B..., goutte	»	j. orange	1020	alcaline	12,90	— 0°,70
	19 —	2205	Mᵉ B..., arthr.	»	j. clair	1027	acide	18,04	— 1°,20
	1ᵉʳ sept	2717	Mᵉ D..., arthr.	1100	id.	1016	id.	13,70	— 0°,70
	4 —	2736	Mᶜ R..., album	»	j. orange	1031	t. acide	23,50	— 0°,70
	7 —	2750	Mᵉ B...........	1000	j. clair	1026	acide	30	— 0°,60
Urines d'enfants	12 juil.	»	E..., 20 mois.	»	j. pâle	1034.7	f. acide	36,50	— 0°,60
	18 —	»	R..., 18 mois.	»	—id.	1016	acide	10,40	— 0°,50
	7 août	»	Id.	»	id.	1021	id.	21	— 0°,60

Critique du tableau 3 de la 1ʳᵉ série. — Nous avons pris pour faire l'objet du tableau ci-dessus des urines de femmes et d'enfants, afin de rechercher l'influence de l'âge et du sexe sur la déviation gauche. Nous voyons qu'elle est plus élevée chez les femmes et les enfants et toujours indépendante de la quantité d'urée et de la densité.

Conclusions générales des 3 tableaux de la 1ʳᵉ série. — Les 3 tableaux qui composent la première série nous permettent déjà de poser les conclusions suivantes :

Les urines normales dévient à gauche le plan de polarisation de la lumière jaune du sodium.

Cette déviation est indépendante de l'alimentation, du travail physique, de la constitution, de la quantité d'urée contenue dans l'urine, ainsi que de la densité de ce liquide.

Elle est plus élevée chez la femme et les enfants.

IIᵉ Série.

*Examen des urines d'individus sains ou sans maladie caracté-
risée, faisant ou non usage des eaux de Vichy.*

Date 1889	N° du registre	Désignation	Vol. en 24 h.	Couleur	Densité	Réaction	Urée p. 1.000 cc.	Dévia- tion.
			cc.					
24 mai	2128	M. L..........	1500	jaune ambré	1031	ft. acide	25,80	— 0°,60
26 —	2131	M. S..........	1000	jaune clair	1016	id.	15,50	— 0°,30
8 juin	2158	G. T..........	900	jaune foncé	1017	id.	20,60	— 0°,25
10 —	2168	M. C..........	—	id.	1030	id.	26,30	— 0°,60
11 —	2177	M. M., palud.,	1220	jaune orange	1023	alcaline	11,80	— 0°,60
13 —	2182	G. B., lith. bil.	850	jaune rouge	1915	ft. acide	16,80	— 0°,30
20 —	2221	M. D..........	950	jaune pâle	1012	id.	8,60	— 0°,20
21 —	2223	M. T..........	1100	jaune orange	1033	acide	22,10	— 0°,60
24 —	2237	M. A., goutte.	2600	jaune clair	1012	id.	11,60	— 0°,35
3 juill.	2277	M. A., arthrit.	700	jaune orange	1034	acide faible	35,20	— 0°,70
—	2279	M. F., palud.,	1750	jaune clair	1017	alcaline	15,50	— 0°,40
5 —	2307	M. D	—	jaune ambré	1030	acide	25,80	— 0°,50
6 —	2322	M. P..........	2250	jaune orange	1031	neutre	21,30	— 0°,60
8 —	2333	M. V., diarrh.	1350	jaune pâle	1018	acide faible	14,50	— 0°,40
9 —	2337	M. C..........	1200	chocolat	1030	acide	17,10	— 0°,45
10 —	2340	M. L..........	1500	jaune foncé	1016	id.	14	0°
—	2343	M. R..........	—	id.	1028	ft. acide	7,50	— 0°,50
—	2348	M. N..........	850	id.	1027	id.	25,80	— 0°,50
—	2346	M. T..........	2750	jaune pâle	1017.3	acide faible	15,90	— 0°,20
14 —	2378	M. I..........	1150	id	1022	id.	14,80	— 0°,35
15 —	2386	M. T..........	—	jaune foncé	1024	ft. acide	20	— 0°,60
16 —	2388	M. Na., rhum	1700	jaune orange	1015	acide	11,70	0°
18 —	2393	M. Ni., id.	1600	jaune clair	1019	id.	18,90	— 0°,05
20 —	2417	M. A..........	—	jaune orange	1022	neutre	21,80	— 0°,55
—	2418	M. R..........	—	jaune rouge	1021	acide	22,10	— 0°,35
29 —	2476	M. H..........	—	aune orange	1031	id.	28,70	— 0°,50
—	2479	M. A..........	1000	june ambré	1023	id.	17,10	— 0°,20
2 août	2521	M. B..........	1750	j. i.	1017	ft. acide	18,70	— 0°,40
11 —	2573	M. N., arthrit.	950	jaune orange	1021	id.	23,30	— 0°,40
—	2575	M. G. goutte.	1000	id.	1026	acide	25,80	— 0°,30
13 août	—	M. Gi.........	—	id.	1028	id.	27	— 0°,35
—	2581	M. Ga., arthrit.	850	jaune ambré	1026	id.	23,30	— 0°,60
—	2584	M. M., gastrite	—	id.	1032	t. acide	33,90	— 0°,70
—	2586	M. M., paludis.	—	jaune rouge	1018	id.	23,30	— 0°,20
17 —	2607	M. A..........	—	jaune ambré	1029	id.	17,90	— 0°,20
25 —	2667	M. H., ictère.	750	jaune brun	1026	id.	30,90	— 0°,15
30 —	2695	M. R..........	800	jaune rouge	1024	id.	21,80	— 0°,45
30 —	2699	M. D..........	—	jaune ambré	1025	acide	23,20	— 0°,50
31 —	2706	M. G..........	2300	jaune clair	1015	légt. acide	13,20	— 0°,20
—	2707	M. M., arthrit.	1500	jaune ambré	1017	t. acide	20,70	— 0°,35
1er sept	2711	M. L..........	950	jaune orange	1020	acide faible	18,20	— 0°,35
—	2714	M. L..........	1300	jaune clair	1016	acide	12,40	— 0°,45
—	2716	M. G., arthrit.	850	jaune foncé	1027	t. acide	23,30	— 0°,50
—	2717	M. D., id.	1100	jaune clair	1016	acide	13,70	— 0°,70
2 —	2719	M. C., ph. pue.	250	id.	1032	t. acide	31	— 0°,50
3 —	2732	M. G..........	2000	jaune orange	1012	acide faible	9	— 0°,20
4 —	2735	M. R., lith. bil.	1400	id.	1024	t. acide	23,80	— 0°,40
—	2739	M. C..........	1250	jaune ambré	1020	acide faible	15,50	— 0°,30
5 —	2749	M. B..........	1200	jaune orange	1021	alcaline	14,50	— 0°,30
—	2743	C. M..........	700	jaune clair	1024	acide faible	22,10	— 0°,35
8 —	2753	M. M..........	1300	jaune orange	1029	t. acide	23,20	— 0°,50
—	2754	M. G..........	2650	jaune clair	1014	acide	11,60	— 0°,30
—	2757	M. T..........	1700	jaune orange	1020	t. acide	14,70	— 0°,25
8 —	2758	M. A..........	1350	id.	1022	acide	23,40	— 0°,55
9 —	2760	M. M..........	1450	jaune foncé	1018	id.	14,34	— 0°,10
—	2762	M. L..........	1050	jaune ambré	1025	id.	21,31	— 0°,40
—	2764	M. L..........	1350	id.	1023	acide faible	22	— 0°,35
12 —	2774	M. A..........	1000	id.	1026	acide	26,30	— 0°,40

Critique de la IIe *série*. — Toutes les observations ci-dessus ont été prises sur des personnes présentant, pour la plus grande part, toutes les apparences de la santé ; lorsqu'un renseignement médical nous est parvenu nous l'avons consigné dans la colonne « désignation ».

Il nous est facile de voir que la déviation gauche est généralement plus élevée dans l'arthritisme que dans les autres cas ; nous avons cru néanmoins ne pas devoir faire une catégorie spéciale pour les arthritiques, afin de ne pas multiplier les cas particuliers et nous prendrons en bloc tous les cas énoncés pour établir

la déviation gauche normale moyenne que nous trouvons égale à 0°39 soit, en forçant un peu pour la traduire en langage ordinaire, à 4/10 de degré saccharimétrique.

IIIe SÉRIE

Examen des urines d'individus atteints de diabète intermittent en traitement à Vichy.

Date 1893	N° du registre	Désignation	Vol. en 24 h.	Couleur	Densité	Réaction	Urée p. 1000	Déviation
			cc.					
24 juin	2238	Diabète sucré	1750	j. orange	1014	acide faible	12,90	— 0°,55
26 —	2241	ou	1500	j. clair	1020	—	22,40	— 0°,60
4 juil.	2296	glycosurie	1000	j. foncé	1026	f. acide	21	— 1°,65
5 —	2306	—	—	j. rouge	1023	—	14,30	— 0°,80
24 —	2418bis	—	—	j. orange	1021	acide	20,20	— 0°,50
4 août	2531	—	—	j. rouge	1033	f. acide	38,80	— 0°,55
7 —	2548	—	1200	j. foncé	1030	t. acide	23,30	— 0°,60
8 —	2557	—	2000	j. orange	1019	—	18,40	— 0°,50
14 —	2591	—	800	j. pâle	1032	—	36,30	— 0°,70
—	2593	—	830	j. foncé	1032	—	33,40	— 0°,50
15 —	2595	—	—	—	103I	—	29,70	— 0°,90
22 —	2639	—	800	—	1028	—	29,70	— 0°,75
23 —	2647	—	1300	—	1035	—	35,20	— 0°,70
29 —	2688	—	900	j. ambré	1029	—	25,80	— 0°,60
30 —	2696	—	—	j. foncé	1024	—	23,30	— 0°,40
7 sept.	2750	—	1000	j. clair	1026	acide	30	— 0°,60

Critique de la IIIe *série*. — Nous avons choisi des cas de diabète à forme intermittente et des urines n'ayant aucune action sur la liqueur de Fehling ; nous voyons ici la déviation s'élever franchement au déssus des observations précédentes pour atteindre

la moyenne de 0°68, correspondant à 1 gr. 650 de sucre par litre.

Ce que nous traduisons en disant :

**un diabétique dissimule dans l'analyse optique de son urine
de 1 gr. 50 à 2 gr. de sucre par litre.**

Moyens de contrôle.— 1° Nous avons, pris au hasard 10 échantillons d'urines
sucrées que nous avons analysés parallèlement par la méthode optique et
la méthode chimique. Constamment cette dernière nous a donné des chif-
fres plus élevés variant, comme augmentation, de 1 gr. 50 à 2 gr. par litre.

2° Nous avons choisi une urine moyennement sucrée.

Date 1893	N° du registre	Désignation	Vol. en 24 h.	Couleur	Den-sité	Réaction	Urée p. 1000	Dévia-tion
19 sept.	2784	C. B..., diab. s.	cc. 2000	jaune f.	1014	acide	9,80	+ 13°,70

Nous avons soumis cette urine à la fermentation alcoolique après
l'avoir additionnée d'une quantité convenable de levure de bière.

Quand la fermentation a été terminée, ce qui s'est produit au bout de
quarante-huit heures environ, à une température constante voisine de 30°,
nous avons examiné de nouveau cette urine au polarimètre et dans les
mêmes conditions que précédemment, nous avons obtenu une déviation
gauche égale à 0°85.

Ces expériences confirment pleinement ce que nous disions plus haut et
il y aura lieu désormais, à notre avis, d'ajouter dans l'analyse optique
1 gr. 50 à 2 gr. de sucre par litre au résultat trouvé, soit : 1 gr. 75.

IVᵉ Série

*Examen des urines de sujets atteints de cachexie paludéenne
à forme grave, soumis au traitement de Vichy.*

	Date 1893	N° du registre	Désignation	Vol. en 24 h.	Couleur	Densité	Réaction	Urée p. 1000	Déviation
				cc.					
G...	29 juill.	2508	Cachexie	1100	j. rouge	1020	acide	15,50	— 1°,40
	1ᵉʳ août	2508 bis	palu-	»	id.	id.	id.	18,70	— 1°,10
	7 sept.	2748	déenne	»	id.	1027	t. acide	24,50	— 1°,70
	25 août	2668	—	»	j. ambré	1032	id.	23,30	— 1°,45
	26 —	2682	—	»	id.	1020	id.	19,60	— 0°,80
D. O...	27 —	2683	—	»	j. clair	1018	id.	7,70	— 0°,25
	28 —	2686	—	»	id.	1017	acide	14,50	— 0°,20
	29 —	2690	—	1200	j. ambré	1018	acide	11,50	— 0°,35
	30 —	2637	—	1200	jaune or	1019	id.	18,20	— 0°,40
	1ᵉʳ sept	2712	—	»	j. pâle	1017	t. acide	13,70	— 0°,40
	2 —	2722	—	»	jaune or	1020	acide faible	14,30	— 0°,40

Critique de la IVᵉ série. — Nous avons choisi pour ces expériences deux malades atteints de cachexie paludéenne à forme très grave.

Le premier, G..., a même dû être évacué sur l'hôpital civil ; du 29 janvier, date de son entrée à l'hôpital militaire, au 7 septembre, époque à laquelle il est sorti de l'hôpital civil et où nous avons pu de nouveau prendre connaissance de son observation, son état ne s'est pas sensiblement modifié. Sa déviation gauche est restée à peu près la même.

Le second, D..., que nous avons pu suivre de très près, et qui présentait au début les mêmes symptômes que le premier en même temps qu'une déviation gauche analogue, nous a montré dès le lendemain une déviation bien inférieure pour tomber le surlendemain au-dessous de la moyenne qu'il rattrape bientôt les jours suivants et qui demeurera alors stationnaire ; son état de santé s'améliore concurremment et d'une façon telle qu'il est qualifié de « véritable résurrection ».

La méthode du Dʳ Hénocque pour le dosage de l'oxyhémoglobine et la mesure de l'activité de réduction appliquée en même temps à ce malade, donne des résultats tout à fait comparables.

Notons que ce malade ne prenait pas de quinine.

Conclusions. — Nous pouvons donc en conclure que dans la cachexie paludéenne, et sans doute aussi dans d'autres maladies infectieuses, les urines des malades dévient fortement à gauche le plan de la lumière polarisée et que la mesure de l'angle de déviation peut servir d'indication clinique importante dans le traitement de la maladie.

Essais sur la recherche et la caractérisation de la substance lévogyre des urines.

Il nous a paru intéressant et utile tout à la fois de chercher à caractériser la substance qui communique aux urines la propriété de dévier à gauche le plan de polarisation de la lumière après défécation par le sous-acétate de plomb.

Le temps et les sujets nous ont malheureusement manqué pour achever cette étude ; nous allons donc indiquer les tentatives que nous avons faites dans ce sens et la marche à suivre, selon nous, pour arriver à une détermination complète.

Influence du temps. — Nous avons conservé de l'urine pendant quatre jours et répété tous les jours l'observation optique, nous avons toujours obtenu des résultats identiques.

Influence de la chaleur. — Nous avons chauffé au bain-marie pendant une heure de l'urine, rétabli le volume avec de l'eau distillée et pris de nouveau le degré saccharimétrique ; le second résultat a été absolument semblable au premier.

Action du chlorure de zinc. — Nous avons traité de l'urine par le chlorure de zinc dans le but de précipiter la créatinine ; un nouvel examen au polarimètre, après quarante-huit heures, ne nous a pas décelé la moindre différence dans l'importance numérique de la déviation.

D'autres essais également tentés sont restés infructueux.

Le réactif de Nessler pourtant, chez des sujets ne prenant pas de quinine, nous a permis dans bien des cas de constater après son action un pouvoir rotatoire nul.

Conclusions générales.

Nous sommes donc fondés à admettre que : la déviation gauche des urines est due à une sorte de ptomaïne précipitable par les réactifs généraux des alcaloïdes et que l'on pourrait sans doute retirer des urines en suivant un des procédés d'extraction des corps de cette nature, tel que par exemple le traitement par la magnésie et un dissolvant approprié ;

Que cette substance se trouve normalement dans les sécrétions urinaires jusqu'à la proportion de 0°40 comme d'ailleurs dans le bouillon dégraissé de l'hôpital, où nous l'avons trouvée égale à 0°35 ;

Qu'elle augmente dans certains cas pathologiques : cachexie paludéenne, diabète, arthritisme ;

Que sa proportion est plus élevée chez les femmes et les enfants.

Enfin et dans tous les cas, qu'une urine donnant au polarimètre une déviation gauche supérieure à 0°50 peut être considérée comme symptomatique d'un état pathologique.

En substance les conséquences pratiques de notre travail se résument dans les deux données suivantes :

1° **Correction d'une erreur dans l'analyse optique de l'urine des diabétiques :**

1 gr. 75 par litre, à ajouter aux résultats trouvés.

2° **Nouvelle indication clinique fournie par la mesure de l'angle de déviation.**

Nous terminons en émettant le vœu que de nouvelles expériences soient entreprises dans le sens que nous indiquons, nous déclarant heureux, si nous avons pu réussir ainsi à ouvrir la voie à de nouvelles recherches utiles à la médecine cette science dont chaque progrès constitue un bienfait pour la famille et la société.

Vichy (Saison thermale, 1893).

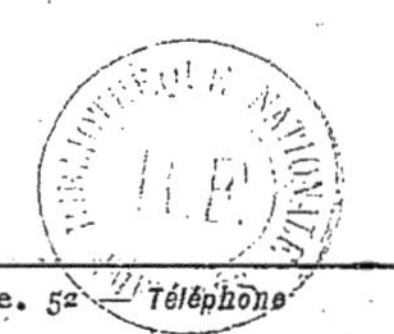

Paris. — Typographie A. DAVY, rue Madame. 52 — Téléphone

260

Paris. — Typ. A. DAVY, 52, rue Madame. — Téléphono